AF464114

DÉPOT LÉGAL

DU RAISIN

CONSIDÉRÉ COMME MÉDICAMENT

OU DE LA

MÉDICATION PAR LES RAISINS

(Cure aux raisins,—Cura dell'uva,—Traubenkur)

PAR

J. CH. HERPIN (DE METZ)

Docteur en médecine de la Faculté de Paris, Lauréat de l'Institut de France,
de l'Académie impériale de médecine,
de la Société impériale et centrale d'agriculture de France,
de l'Académie de Lyon, etc.,
membre du conseil de la Société d'encouragement pour l'industrie nationale,
de la Société d'hydrologie médicale,
ancien membre de diverses commissions municipales sanitaires
et philanthropiques de Paris, etc.

PARIS,

BAILLIÈRE ET FILS, Libraires, rue Hautefeuille, 19.

VICTOR MASSON, Libraire, place de l'Ecole-de-Médecine

A FRANCFORT-SUR-LE-MEIN, CHEZ CH. JUGEL.

1860.

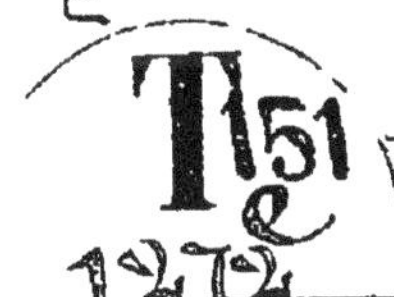
T151
e
1272

DU RAISIN

CONSIDÉRÉ COMME MEDICAMENT.

Te 151 1272

AUTRES OUVRAGES DU MÊME AUTEUR

QUI SE TROUVENT CHEZ LES MÊMES LIBRAIRES.

ÉTUDES médicales, scientifiques et statistiques sur les principales sources d'eaux minérales de France, d'Angleterre et d'Allemagne, vol. in-12. 1856. Paris. Victor Masson.

SUR LES BAINS et douches de gaz carbonique.

DE L'AVOINE considérée comme substance alimentaire pour l'homme. — 1857. — Bouchard-Huzard.

RECHERCHES économiques sur le son ou l'écorce du froment. — In-12.

MÉMOIRE sur les divers insectes nuisibles à l'agriculture, et plus particulièrement au froment, au seigle, à l'orge, au trèfle; ouvrage qui a obtenu la grande médaille d'or de la Société impériale et centrale d'agriculture de France.

SUR L'ALUCITE ou teigne des blés et sur les moyens de la détruire. — Paris. 1860.

Pour paraître prochainement :

DE L'ALIMENTATION rationnelle comme moyen de guérir et de prévenir les maladies

NOTA. J'ai l'intention de publier, l'an prochain, une nouvelle édition de mes *Études sur les eaux minérales*. Je serai très-reconnaissant envers les honorables confrères qui voudraient m'adresser leurs nouvelles observations et leurs travaux à ce sujet.

Dr J. CH. HERPIN, — rue Taranne, 7, à Paris.

DU RAISIN

CONSIDÉRÉ COMME MÉDICAMENT

OU DE LA

MÉDICATION PAR LES RAISINS

(Cure aux raisins,—Cura dell'uva,—Traubenkur)

PAR

J. CH. HERPIN (DE METZ)

Docteur en médecine de la Faculté de Paris, Lauréat de l'Institut de France,
de l'Académie impériale de médecine,
de la Société impériale et centrale d'agriculture de France,
de l'Académie de Lyon, etc.,
membre du conseil de la Société d'encouragement pour l'industrie nationale,
de la Société d'hydrologie médicale,
ancien membre de diverses commissions municipales sanitaires
et philanthropiques de Paris, etc.

BIBLIOTHÈQUE IMPÉRIALE IMPR.

PARIS,

BAILLIÈRE ET FILS, Libraires, rue Hautefeuille, 19.

VICTOR MASSON, Libraire, place de l'École-de-Médecine.

A FRANCFORT-SUR-LE-MEIN, CHEZ CH. JUGEL.

1860.

AVANT-PROPOS.

Dans un mémoire lu à la Société d'hydrologie médicale de Paris (1) relativement aux bains de mer, mon respectable et excellent ami, M. le docteur Patissier, a fait mention d'une manière trop bienveillante d'un travail dont je me suis occupé depuis plusieurs années, sur la *cure aux raisins.*

Cette communication a vivement excité l'intérêt de plusieurs de nos collègues, qui m'ont adressé des questions et demandé divers renseignements sur ce sujet, et qui

(1) Séance du 23 janvier 1860. — *Annales de la Société d'hydrologie*, t. 6, p. 153.

m'ont mis, pour ainsi dire, en demeure de leur communiquer quelques détails sur ce mode de traitement.

C'est pour satisfaire à ce désir que j'ai cru devoir publier ce résumé de mon travail sur la cure aux raisins, sur cette médication intéressante qui, depuis longtemps, est en grande vogue en Allemagne, en Suisse, en Tyrol, et qui me paraît, en effet, digne de l'attention des médecins hydrologistes et particulièrement de ceux qui exercent leur art dans nos départements viticoles.

DU RAISIN

CONSIDÉRÉ COMME MÉDICAMENT.

La médication par le raisin, que l'on a désignée sous le nom de *cure de raisin*, et mieux, *cure aux raisins*, *cura dell'uva* (en italien) — *traubenkur* (en allemand), consiste dans l'usage méthodique et raisonné du raisin, comme aliment principal, pendant un temps suffisamment prolongé pour produire, dans l'économie, des modifications importantes et salutaires.

C'est une diète végétale plus ou moins absolue, appropriée à la constitution du malade et à la nature de sa maladie.

Le jus du raisin est une boisson adoucissante, une tisane édulcorée par la nature elle-même.

C'est un *aliment* qui contient déjà, tout préparés, la plupart des principes essentiels azotés, albuminoïdes et respiratoires, nécessaires à l'entretien de la vie ; des sels minéraux, des phosphates, etc., qui entrent dans la composition des tissus de nos organes, des os et du sang lui-même.

C'est une sorte de lait végétal, dont la composition chimique a la plus grande analogie avec celle du lait de femme, qui est l'aliment unique ou principal du jeune enfant, et qui suffit seul pour son entretien et son accroissement pendant les premiers temps de l'existence (1).

L'analyse chimique du jus de raisins nous

(1) Composition du lait de femme et du jus de raisin.

	Lait de femme.	Jus de raisin.
Eau.	87	75 à 83
Matières albuminoïdes, azotées, etc.	1,5	1,7
Sucre, gomme, etc. . .	11	12 à 20
Substances minérales. .	0,4	1,3

MM. Henry et Chevallier.

apprend qu'il contient environ 20 à 25 pour 100 de son poids de matières solides, qui sont de la glucose ou sucre de raisins; une matière mucilagineuse, une matière grasse, etc.; des acides végétaux libres ou combinés avec les bases, spécialement de l'acide tartrique, malique; des tartrates de potasse et de chaux; diverses substances minérales (1), telles que la potasse, la soude, la chaux, la magnésie combinées à l'acide sulfurique, à l'acide phosphorique, au chlore,

(1) 100 parties de cendres provenant d'un moût de raisin blanc mûr ont donné à M. Crasso :

Potasse.	62,745
Soude.	2,659
Chaux.	5,111
Magnésie.	3,956
Oxyde de fer.	0,403
Oxyde de manganèse.	0,305
Acide sulfurique.	4,895
Chlore.	0,700
Silice.	2,182
Acide phosphorique.	17,044
	100,000

formant principalement des sulfates de potasse, du chlorure de potassium et de sodium, du phosphate de chaux ; de la silice, de l'alumine, des oxydes de fer et de manganèse, etc.

Mais ces substances ne se rencontrent pas en mêmes proportions dans toutes les variétés de raisins; car la composition chimique du raisin est loin d'être constante et la même partout. Les proportions de sucre, d'acides, d'alcalis, de fer, des sels, la nature même des substances minérales qu'ils contiennent, varient suivant les pays, les cépages ou variétés de la vigne, la nature du sol dans lequel elle végète, l'exposition, le mode de culture, les saisons, le degré de maturation, etc.

Le nombre des variétés de la vigne est immense; en France seulement, on en compte plusieurs centaines.

Il y a des raisins de couleur, de saveur et d'arome très-différents, qui sont naturellement plus ou moins aqueux, plus ou moins sucrés, acides, aromatiques, etc.

Le sol, par sa nature, sa constitution, de même que par ses qualités physiques, son exposition, etc., a une grande influence sur la composition chimique du raisin.

Le sol sert non-seulement à fixer les végétaux, mais il leur fournit encore une partie notable de leurs éléments; il y a une relation intime entre la composition de la cendre d'un végétal et celle de la terre dans laquelle il a vécu.

Ainsi, dans un sol sec, le jus contiendra beaucoup de sucre et peu d'acides; dans un sol frais, une plus forte proportion d'acides libres; dans un sol humide, beaucoup d'eau, d'acide, de mucilage, de matière azotée et une plus faible quantité de sucre.

La composition chimique du sol apporte particulièrement des différences considérables dans les principes constituants du raisin.

Les roches volcaniques, les basaltes, les granits renferment de la potasse, de la soude, de la chaux combinées à de l'alumine et de la silice, qui sont absorbées en plus ou moins grande quantité par les racines des plantes.

Les raisins cultivés dans un sol argileux sont plus aqueux, moins sucrés et plus chargés de potasse que ceux qui sont cultivés dans un terrain calcaire ou granitique.

Dans les terrains où dominent le sable ou la chaux, la proportion de l'alcali est moins considérable.

Dans les terrains ocreux, qui contiennent du fer, du manganèse, etc., ces oxydes se retrouvent aussi dans les raisins (1).

Le phosphate de chaux existe en grande

(1) Le sol de nos vignobles contient de l'oxyde de fer dans des proportions très-variées (d'après M. Rendu).

Salins (Jura).	12,280
Mâconnais.	11,037
Jurançon.	11,013
L'Ermitage.	10,161
Roussillon.	5,407
Champagne (Aï).	4,515
Bordeaux (Château-Margaux). . .	3,341
Frontignan.	2,250

quantité (50 pour 100) dans les pepins de raisins.

Dans les climats chauds, dans le Midi, ou même lorsque la saison a été chaude et sèche, la proportion du sucre dans les raisins est considérablement augmentée ; elle diminue, au contraire, et la proportion d'acide augmente, lorsqu'on approche des régions septentrionales. Dans les années humides, il y a moins de sucre et plus d'acide pour la même localité et le même cépage.

Enfin le degré de maturation plus ou moins avancé du raisin en modifie notablement la composition.

Lorsque les raisins sont encore verts et peu mûrs, la proportion du sucre est faible ; celle des acides, au contraire, est très-forte.

Toutes ces différences, toutes ces modifications dans la nature et les qualités essentielles du raisin doivent nécessairement en apporter aussi dans leurs effets médicamenteux, ainsi que dans leur application et le mode de leur emploi.

C'est parce qu'on n'a pas fait, jusqu'à présent, une attention suffisante aux variations que présente la composition chimique du raisin suivant les cépages, les localités, etc., qu'il faut attribuer les divergences d'opinions et même les contradictions choquantes que l'on remarque dans les opinions des médecins qui ont écrit sur la cure aux raisins, ou qui en ont fait usage pour leurs malades.

Pour les uns, le raisin est tonique, fortifiant et même excitant ; pour les autres, c'est un médicament relâchant, laxatif, dérivatif, débilitant ; enfin, pour d'autres, c'est tout simplement un agent altérant.

Les uns prescrivent, pendant le traitement, l'usage de la viande ; d'autres, au contraire, la défendent, ordonnent une diète très-sévère, et permettent seulement un peu de pain et des légumes.

Ils ont tous raison à mon avis; mais à leur point de vue seulement; pour *leur* localité, pour l'espèce *particulière* de raisins dont ils font usage, et dont une longue expérience et une observation attentive leur ont appris à connaître les propriétés spécifiques.

Si l'on envisage la question dans son ensemble et d'une manière générale, on voit, en effet,

1° Que les variétés de raisins qui contiennent une proportion convenable d'eau et de matière gommo-sucrée, avec peu de fer et d'autres principes actifs, sont adoucissantes, béchiques, pectorales et altérantes;

2° Que les raisins aromatiques, tels que les muscats, etc., sont excitants, échauffants;

3° Que ceux qui contiennent du fer, du manganèse sont toniques, stomachiques, corroborants;

4° Que ceux qui contiennent du tanin sont astringents ;

5° Que ceux qui contiennent abondamment de la potasse sont diurétiques et agissent comme alcalins ;

6° Enfin que ceux qui contiennent du sulfate de potasse, qui sont d'une saveur fade et aqueuse, sont laxatifs et même purgatifs.

Ainsi s'expliquent tout naturellement ces divergences d'opinions, ces contradictions si bizarres en apparence dans les effets physiologiques et thérapeutiques du raisin, qui ont été émises par les auteurs et les praticiens qui se sont spécialement occupés de cette médication.

Considéré sous le point de vue des principes fixes et des sels minéraux, qu'il contient en quantité notable, tels que la potasse, la soude, la chaux, la magnésie, le fer, le manganèse, etc. ; les chlorures, les sulfates, les carbonates, les phosphates, etc., le jus du raisin constitue une véritable eau minérale naturelle, aussi active et même plus chargée de principes minéralisateurs que celle de beaucoup de sources justement renommées.

Par les principes alcalins qu'il renferme en proportion notable, le jus du raisin a les plus grandes analogies avec les eaux de Vichy, de Teplitz, de Contrexeville; aussi est-il employé avec un grand succès contre la goutte, la gravelle, etc. Il produit des effets diurétiques très-marqués.

Dans les bronchites chroniques, dans les irritations commençantes du poumon et des organes de la respiration, il agit à la manière des eaux d'Ems, du mont Dore auxquelles on ajoute souvent du sirop ou de la gomme, etc., pour les rendre plus adoucissantes. — Le jus du raisin est un sirop pectoral naturel.

Les qualités laxatives ou purgatives de plusieurs variétés de nos raisins permettraient de les employer avec avantage pour

BIBL. IMPÉR.

suppléer aux eaux de Carlsbad, de Marienbad, de Kissingen, et aux sources sulfatées alcalines, purgatives, qui manquent à la France.

L'emploi du raisin serait même préférable, dans plusieurs cas, à celui de certaines eaux, celles, par exemple, du Sprudel de Carlsbad, qui, par leur température élevée et par la grande quantité de gaz carbonique qu'elles contiennent, déterminent souvent des congestions fâcheuses.

Le raisin, qui est tout à la fois laxatif et alcalin, qui réunit, par conséquent, les propriétés spécifiques essentielles des eaux de Carlsbad et de celles de Vichy, est employé d'une manière très-efficace dans un grand nombre d'affections des organes digestifs et des viscères abdominaux, notamment contre les engorgements, et même l'hypertrophie du foie, de la rate, etc.

La médication par le raisin est donc basée principalement, 1° sur le choix des variétés de raisins les plus convenables pour satisfaire aux indications fournies par la nature de la maladie ; 2° sur la quantité que l'on doit en consommer; 3° sur le régime alimentaire, le mieux approprié à l'état du malade.

Nous avons déjà indiqué les différences capitales que présentent certaines variétés de raisins dans leur composition chimique et dans leurs effets thérapeutiques.

Les raisins le plus généralement employés en Allemagne, pour la cure aux raisins, sont des variétés de chasselas blancs, de pineaux (petits gris, petits noirs), morillon, etc.

On préfère les espèces à grains sphériques, petits ou moyens, ayant peu de chair, la peau tendre, beaucoup de jus, et une saveur délicate.

Le *gutedel* et l'*oestreicher*, dont on fait presque uniquement usage à Durkheim, sont des chasselas blancs, à grains plus serrés, d'une couleur dorée, moins gros, moins charnus, mais d'une saveur aussi délicate que notre chasselas de Fontainebleau.

Le *kleinberger* est un raisin blanc à gros grains, ayant beaucoup de jus, mais moins sucré et moins délicat que le précédent.

Les raisins blancs que l'on consomme à Montreux, à Vevey, à Méran sont aussi des variétés de chasselas.

On peut entreprendre la cure aux raisins aussitôt que la maturité du fruit le permet. A Méran (en Tyrol), on commence dès les premiers jours du mois de septembre.

La durée du traitement est de trois à six semaines.

La quantité de raisin que l'on doit consommer varie de 1 à 4 kilogrammes par jour, pris en quatre ou cinq repas, dans l'intervalle desquels on fait un exercice modéré, des promenades, etc.

On commence par une assez petite quantité de raisin (1/2 ou 1 kilog.) ; on l'augmente progressivement chaque jour.

On doit rejeter les pellicules et les pepins.

Dans quelques localités, on boit aussi, chaque jour, deux ou trois verrées de jus de raisins frais, que l'on soumet, au moment même où l'on veut le boire, à l'action d'une petite presse construite à cet effet.

On prépare, dans quelques endroits (Creuznach) et l'on expédie au loin le jus de raisins conservé dans des bouteilles, suivant les procédés d'Appert. Il est probable que, dans ce cas, le liquide ne contient plus les substances albuminoïdes ou azotées, qui doivent être coagulées par la coction.

Le régime alimentaire doit être ordinairement doux, frugal, et spécialement composé de végétaux; mais il est des cas, lorsque les malades sont convalescents, qu'ils ont été débilités par une longue maladie, où il convient de faire usage de bouillon gras, de viandes rôties, de café, de vin, et de suivre un régime tonique et fortifiant.

En général, les malades supportent très-bien la cure aux raisins ; toutes les fonctions digestives s'exécutent normalement, et ne sont point troublées, à moins que l'on ne dirige le traitement de manière à produire sur l'intestin un effet dérivatif.

Souvent même il arrive que des malades qui, auparavant, étaient tourmentés par une diarrhée habituelle en sont promptement guéris par l'usage du raisin. Pendant le traitement la sécrétion urinaire devient beaucoup plus abondante. — L'urine prend le caractère chimique, neutre ou alcalin.

La circulation du sang est quelquefois accélérée, d'autres fois elle est ralentie. On remarque, toutefois, que le sang acquiert, en général, de la fluidité.

On suspend ordinairement le traitement pendant la durée de l'époque menstruelle.

Enfin, à l'aide de la médication par le raisin, la santé générale s'améliore, l'appétit augmente et devient plus vif de jour en jour. L'embonpoint même ne tarde pas à se manifester d'une manière sensible.

M. le docteur Hirsch, de Bingen, nous a affirmé avoir constaté, chez un grand nombre de malades, un accroissement, en poids, du corps, de 4 à 6 kilogrammes, après un traitement de quelques semaines.

Rhazès avait déjà fait la même remarque; il ajoute aussi que le raisin agit quelquefois comme aphrosidiaque.

On voit, d'après ce que nous avons dit, que le traitement par le raisin doit varier suivant les effets que l'on veut en obtenir.

Faut-il produire une dérivation modérée sur le canal intestinal? On choisira, de préférence, les raisins blancs, un peu aqueux, les cépages, dont les effets laxatifs sont, en général, bien connus dans chaque vignoble (1).

(1) Il y a même plusieurs variétés de raisins dont le nom populaire indique bien clairement leurs propriétés purgatives.

On les mangera à jeun, le matin, encore couverts de la rosée de la nuit.

On évitera, par conséquent, de faire usage, dans cette intention, de raisins noirs, musqués, aromatiques, âpres ou astringents, et provenant d'un sol contenant du fer. Il en sera de même pour le régime alimentaire ; on défendra les viandes rôties, le gibier, le café noir, les vins généreux, etc.

Si, au contraire, il survient une diarrhée trop abondante et continue, on devra diminuer la quantité de raisins ; on donnera la préférence aux variétés de couleur noire, d'une saveur un peu acerbe, astringente ou aromatique. — On prescrira une alimentation substantielle, tonique, et particulièrement le vin de Bordeaux.

Une dérivation modérée sur l'intestin, opérée avec les précautions convenables, de manière à tenir le ventre libre, à produire seulement une ou deux selles par jour, sans déterminer la diarrhée ; une telle dérivation fort douce, continuée pendant deux ou trois semaines, comme on le pratique à Carlsbad, à Marienbad, non-seulement n'a pas d'inconvénients, lorsqu'elle est indiquée (1), mais encore elle a pour effet principal de favoriser à un haut degré le jeu des transformations organiques, d'accélérer le renouvellement des matériaux qui composent les tissus de nos organes et l'élimination, au

(1) La constipation habituelle est un état pathologique auquel on ne fait pas, en général, assez attention en France. A notre avis, la constipation est, plus qu'on ne le croit, la cause d'un grand nombre d'altérations graves, de maladies générales difficiles à guérir.

Par leur contact avec la muqueuse et les vaisseaux absorbants du gros intestin, les matières de la défécation, qui, par le fait même de leur nature hétérogène et de leur composition chimique, doivent être éliminées et rejetées au dehors, ces matières, par suite de leur séjour prolongé dans l'intestin, sont de nouveau soumises à l'action des vaisseaux absorbants; elles subissent alors une sorte de macération, de trituration, qui leur enlève encore une partie des substances solubles, inhabiles à servir pour l'entretien de la vie; ces *fèces*, contenant des urates, des phosphates calcaires, magnésiens, ammoniacaux, au lieu d'être rejetées, sont donc, en partie,

dehors, des matériaux usés, inutiles ou viciés; en un mot, de reconstituer l'individu.

En résumé, la cure aux raisins agit 1° en introduisant dans l'économie une quantité notable d'eau, qui passe dans le sang et entraîne au dehors, par les sueurs et les urines, les matériaux usés, inutiles ou nuisibles;

réintroduites dans la circulation; elles se répandent dans l'économie, altèrent et modifient la composition du sang, de tous les fluides et même des solides, forment certains dépôts ou concrétions de matières inorganiques, crétacées, phosphatées, et donnent lieu à divers accidents graves, des fissures à l'anus, etc.

Les goutteux, les rhumatisants sont ordinairement sujets à une constipation opiniâtre; le colchique, les pilules de Lartigue, et d'autres médicaments qui ont été préconisés et employés avec succès contre ces maladies, ne sont que des purgatifs plus ou moins énergiques; peut-être la cure aux raisins serait-elle un excellent moyen de prévenir ces maladies, en entretenant, comme on le fait d'ailleurs, la liberté du ventre au moyen des eaux minérales laxatives et alcalines de Carlsbad, Teplitz, Wiesbaden, Marienbad, bues tous les jours en petite quantité.

2° comme agent nutritif de nature *végétale*, et par les substances albuminoïdes ou azotées et respiratoires que contient le jus du raisin ; 3° comme médicaments adoucissant, altérant, dépuratif, laxatif, dérivatif sur les intestins ; 4° par les alcalis, qui diminuent la plasticité du sang et le rendent plus fluide ; 5° par les divers éléments minéraux, tels que sulfates, chlorures, phosphates, etc., qui font de ce produit un analogue, un succédané précieux de plusieurs sources d'eaux minérales.

Employée d'une manière méthodique et rationnelle, aidée par un régime et une hygiène appropriés, la cure aux raisins peut donc produire les plus heureuses modifications dans l'économie, en favorisant les transmutations organiques, en apportant des matériaux sains pour renouveler et reconstituer les divers tissus, en déterminant l'élimination des matériaux viciés, inutiles et nuisibles à l'économie.

Dirigée par un médecin habile, cette précieuse médication peut produire, à sa volonté, des effets résolutifs, dérivatifs, laxatifs, diurétiques, excitants, toniques, calmants, adoucissants, altérants et reconstituants, c'est-à-dire qu'elle réunit les propriétés thérapeutiques les plus étendues et les plus variées.

Cette médication a, en outre, l'avantage d'être acceptée avec plaisir par presque tous les malades.

L'expérience a constaté depuis longtemps les effets salutaires de la médication par les raisins comme moyen curatif ou prophylactique dans un grand nombre de maladies.

Pline le naturaliste (livre XXIII) signale les bons effets du raisin contre la diarrhée, le crachement de sang, les inflammations de l'estomac, les maladies du foie, les vomissements bilieux, l'hydropisie, etc.

Galien (*de Alimentis*, liv. II) recommande le raisin comme un des meilleurs médicaments laxatifs.

Dioscoride, Dodonée, Jean Bauhin, Frédéric Hoffmann, Zimmermann, Tissot, Hufeland, etc., rapportent de nombreux faits de guérisons opérées par l'usage du raisin.

Desbois de Rochefort (*Matière médicale*, tom. II, p. 115) s'exprime ainsi : « Le raisin est, d'après l'expérience de beaucoup de praticiens et la mienne propre, le meilleur fondant de la bile. Il est très-bon dans les engorgements des viscères abdominaux, les jaunisses très-rebelles, la fièvre quarte avec engorgements du bas-ventre, surtout dans la maladie noire, l'hypocondrie et les maladies cutanées, car c'est un excellent dépuratif; mais il ne faut pas le donner à légère dose, il faut en faire son unique nourriture, en manger 10, 12, 15 livres par jour. Desbois rapporte l'observation d'un homme qui avait depuis longtemps une affection hypocondriaque avec fièvre intermittente et engorgement de tous les viscères du bas-ventre, et dont le teint d'un jaune noir était horrible. On lui conseilla l'usage du raisin, et il fut guéri, aux environs de Versailles, par l'usage du raisin dont il consommait jusqu'à 10 kilogrammes par jour. »

La médication par le raisin est spécialement employée contre les maladies des organes digestifs, dans les affections gastro-intestinales, dans les engorgements chroniques des viscères abdominaux et de l'utérus, dans l'hypertrophie du foie (1), de la rate, surtout lorsqu'elles sont la suite de fièvres intermittentes; dans la jaunisse, la dyspepsie, l'acidité, les crampes d'estomac, la constipation habituelle, la dyssenterie; dans les catarrhes chroniques ou commençants des bronches, des poumons et de la vessie; dans les congestions utérines; dans les désordres et la difficulté de la menstruation; enfin dans la plupart des maladies qui réclament l'emploi alternatif ou simultané des

(1) Lorsque la production du sucre dans le foie est déjà surabondante, il faut donner la préférence aux variétés peu sucrées, aqueuses et laxatives.

alcalins et des laxatifs, tels que la goutte, la gravelle, etc.;

Contre certaines maladies de la peau, telles que les démangeaisons, les suites de gale, les dartres, lorsque ces maladies sont liées à un trouble des fonctions des organes digestifs ou la suite d'une métastase. — Dans ces cas, le raisin agit comme diaphorétique; comme dépuratif du sang, comme favorisant le renouvellement des tissus et les transformations organiques.

On a aussi recommandé la cure aux raisins dans les affections scrofuleuses, dans les engorgements des glandes abdominales, surtout chez les enfants, qui acceptent généralement avec joie cette médication agréable et dont les bons effets peuvent être, d'ailleurs, puissamment aidés par le régime, l'exercice et le grand air.

Enfin on a plusieurs fois employé avec un grand succès les bains de marc de raisin en fermentation contre les douleurs rhumatismales, les paralysies des membres, suites de refroidissements, etc. C'est un véritable bain de gaz carbonique (1).

La cure aux raisins peut très-bien succéder à un traitement par les eaux minérales, mais à la condition, toutefois, qu'elle soit dirigée de manière à aider et à favoriser les effets consécutifs des eaux, et non point à les contrarier. — On fera bien de mettre entre les deux traitements un intervalle d'un à deux mois.

Le choix des localités dans lesquelles on doit faire la cure au raisin n'est point indifférent, puisque, comme nous l'avons dit, les qualités ainsi que les propriétés médicamenteuses du raisin varient selon les terrains, le

(1) « Mirifice prodest vinaceorum usus, tempore vendemiarum. In his æger (arthriticus) contineat pedes, tibias, crura et brachia, vel etiam totum corpus. — Je l'ai pratiqué cent fois; il n'y a rien de meilleur sous la chape du ciel. *Bonet.* — Vero inter optima remedia et tutissima hoc ponendum..... » —Voyez *Dictionnaire des sciences médicales*, XXXI.

climat, la température du pays, etc., puisque les raisins sont plus ou moins sucrés ou aqueux, colorés, acides, aromatiques, plus ou moins chargés de sels minéraux, de potasse, de fer, de silice, selon la nature des terrains où ils ont été cultivés, qu'ils sont plus ou moins hâtifs ou tardifs dans tel point que dans tel autre; enfin que la saison d'automne est moins froide, plus saine et plus agréable, etc. C'est absolument comme pour les bains de mer, qu'il n'est certainement pas égal de prendre à Dunkerque ou à Biarritz.

Les localités les plus renommées en Allemagne pour la cure aux raisins sont : *Durkheim* en Bavière près *Neustadt*, station du chemin de fer de Paris à Francfort, sur la rive gauche du Rhin près de Mannheim; — *Gleisweiler* près de Landau; — *Creuznach*, *Boppard*, *Bingen*, *Rudesheim*, *Saint-Goar* et la plupart des vignobles qui sont situés sur les bords du Rhin, entre Mayence et Coblentz; — *Grunberg* en Silésie, près des frontières de la Saxe; — *Méran* en Tyrol, près de Botzen ou Bolzano ; — les environs de *Vevey*, *Montreux*, *Veytaux* en Suisse, sur les bords du lac de Genève ; *Aigle* en Savoie, etc.

Le nombre des malades qui arrivent dans ces diverses localités tant de la Russie, de la Pologne, de l'Allemagne, que de l'Angleterre et même de l'Amérique, pour y faire la cure aux raisins, est très-considérable. J'ai vu, à Durkheim, des tables d'hôte de 80 à 100 couverts.

Le peu de mots que nous venons de dire sur la médication par le raisin suffira, nous le pensons, pour faire comprendre aux médecins, aux physiologistes, et spécialement aux praticiens habitués à étudier et observer les effets thérapeutiques des eaux minérales, tout le parti que l'on peut retirer de la médication par le raisin, médication qui est aussi simple qu'elle est facile et agréable, et dont les effets salutaires sont constatés, chaque année, sur un nombre immense de personnes.

La France, qui est le pays vinicole par

excellence, possède des vignobles très-étendus, des cépages variés et délicieux, qui ne le cèdent à ceux d'aucun pays du monde.

Espérons que nous pourrons aussi mettre à profit, pour la santé et la fortune de notre pays, ces ressources précieuses que la nature a si généreusement mises à notre disposition.

Nous ne terminerons pas cette courte notice sans donner un témoignage de gratitude aux honorables confrères de l'Allemagne, qui ont bien voulu nous communiquer les précieux résultats de leur expérience et de leurs observations sur la médication par le raisin.

Nous citerons particulièrement MM. *Herberger*, *Joachim*, *Kaufmann*, *Schaefer* à Durkheim; *Huber* à Neustadt (1); *Schneider* à

(1) Hommage et regrets à la mémoire de ce laborieux et honorable confrère, qui est mort, à la fleur de l'âge, des suites d'une piqûre anatomique, peu de jours après nous avoir donné des renseignements très-précieux.

Gleisweiler; *Hirsch, Schmidt* à Bingen; *Engelmann* et *Schweich* à Creuznach; *Magdeburg* à Saint-Goarshausen; *Pircher* à Méran; enfin les Drs *Schulze*, *Fenner* de Fenneberg, etc., qui, pour la plupart, ont écrit des notices et des observations fort intéressantes sur la cure aux raisins.

Nous ajouterons à ces noms celui de M. le Dr *Carrière*, qui a publié tout récemment un ouvrage important sur le sujet qui nous occupe.

BIBLIOTHÈQUE IMPÉRIALE IMPR.

Paris.—Imp. de Mad. veuve Bouchard-Huzard, rue de l'Éperon, 5 —1860.

AUTRES OUVRAGES DU MÊME AUTEUR

QUI SE TROUVENT CHEZ LES MÊMES LIBRAIRES.

ÉTUDES médicales, scientifiques et statistiques sur les principales sources d'eaux minérales de France, d'Angleterre et d'Allemagne, vol. in-12. 1856. Paris. Victor Masson.

SUR LES BAINS et douches de gaz carbonique.

DE L'AVOINE considérée comme substance alimentaire pour l'homme. — 1857. — Bouchard-Huzard.

RECHERCHES économiques sur le son ou l'écorce du froment. — In-12.

MÉMOIRE sur les divers insectes nuisibles à l'agriculture, et plus particulièrement au froment, au seigle, à l'orge, au trèfle; ouvrage qui a obtenu la grande médaille d'or de la Société impériale et centrale d'agriculture de France.

SUR L'ALUCITE ou teigne des blés et sur les moyens de la détruire. — Paris. 1860.

Pour paraître prochainement.

DE L'ALIMENTATION rationnelle comme moyen de guérir et de prévenir les maladies

NOTA. J'ai l'intention de publier, l'an prochain, une nouvelle édition de mes *Études sur les eaux minérales.* Je serai très-reconnaissant envers les honorables confrères qui voudraient m'adresser leurs nouvelles observations et leurs travaux à ce sujet.

Dr J. CH HERPIN, — rue Taranne, 7, à Paris.

Paris — Impr de Mme veuve Bouchard Huzard rue de l'Eperon, 5 — 1860

BIBLIOTHEQUE NATIONALE DE FRANCE
3 7531 03086233 9

www.ingramcontent.com/pod-product-compliance
Ingram Content Group UK Ltd.
Pitfield, Milton Keynes, MK11 3LW, UK
UKHW020950220726
13924UKWH00002B/613